BEI GRIN MACHT SICH IHR WISSEN BEZAHLT

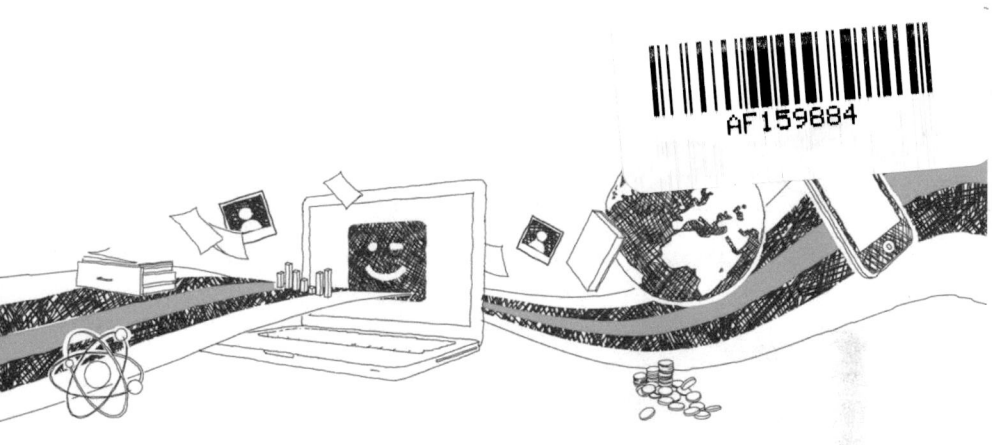

- Wir veröffentlichen Ihre Hausarbeit, Bachelor- und Masterarbeit

- Ihr eigenes eBook und Buch - weltweit in allen wichtigen Shops

- Verdienen Sie an jedem Verkauf

Jetzt bei www.GRIN.com hochladen und kostenlos publizieren

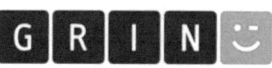

Bibliografische Information der Deutschen Nationalbibliothek:

Die Deutsche Bibliothek verzeichnet diese Publikation in der Deutschen Nationalbibliografie; detaillierte bibliografische Daten sind im Internet über http://dnb.d-nb.de/ abrufbar.

Dieses Werk sowie alle darin enthaltenen einzelnen Beiträge und Abbildungen sind urheberrechtlich geschützt. Jede Verwertung, die nicht ausdrücklich vom Urheberrechtsschutz zugelassen ist, bedarf der vorherigen Zustimmung des Verlages. Das gilt insbesondere für Vervielfältigungen, Bearbeitungen, Übersetzungen, Mikroverfilmungen, Auswertungen durch Datenbanken und für die Einspeicherung und Verarbeitung in elektronische Systeme. Alle Rechte, auch die des auszugsweisen Nachdrucks, der fotomechanischen Wiedergabe (einschließlich Mikrokopie) sowie der Auswertung durch Datenbanken oder ähnliche Einrichtungen, vorbehalten.

Impressum:

Copyright © 2017 GRIN Verlag
Druck und Bindung: Books on Demand GmbH, Norderstedt Germany
ISBN: 9783668689985

Dieses Buch bei GRIN:

https://www.grin.com/document/421644

Anja Schering-Arndt

Herausforderungen von Public Health im Kontext von Flucht und Gesundheit. Gesundheitliche Situation und Maßnahmen zur Stärkung der Gesundheit

GRIN Verlag

GRIN - Your knowledge has value

Der GRIN Verlag publiziert seit 1998 wissenschaftliche Arbeiten von Studenten, Hochschullehrern und anderen Akademikern als eBook und gedrucktes Buch. Die Verlagswebsite www.grin.com ist die ideale Plattform zur Veröffentlichung von Hausarbeiten, Abschlussarbeiten, wissenschaftlichen Aufsätzen, Dissertationen und Fachbüchern.

Besuchen Sie uns im Internet:

http://www.grin.com/

http://www.facebook.com/grincom

http://www.twitter.com/grin_com

Herausforderungen von Public Health
im Kontext von Flucht und Gesundheit

Fragestellung

Geflüchtete und Asylsuchende gehören zu den gesundheitlich besonders belasteten Personengruppen in Deutschland. Sie leiden unter den Folgen der mangelhaften Versorgung in den Gesundheitssystemen im Herkunftsland. Darüber hinaus sind Geflüchtete häufig auf Grund der Umstände ihrer Flucht traumatisiert. Außerdem sind sie durch den prekären Aufenthaltsstatus in Deutschland besonderen Belastungen ausgesetzt.

Diese Arbeit stellt Daten zur gesundheitlichen Situation von Geflüchteten und Asylsuchenden in Deutschland und die daraus ergebenden Herausforderungen für den Bereich Public Health da

Anschließend werden Maßnahmen zur Stärkung der Gesundheit zur Stärkung der Gesundheit von Geflüchteten und Asylsuchenden entwickelt.

Inhaltsverzeichnis

Verzeichnis der Abbildungen I

Verzeichnis der Abkürzungen I

Einleitung 2

1 Geflüchtete und Asylsuchende in Deutschland 2

2 Gesundheitliche Situation und Versorgung von Geflüchteten und Asylsuchenden in Deutschland 4

    2.1 Datenlage zur gesundheitlichen Situation 4

        2.1.1 Übertragbare Erkrankungen 4

        2.1.2 Nicht übertragbare Erkrankungen 4

    2.2 Gesetzlicher Anspruch auf gesundheitliche Versorgung 5

3 Herausforderungen für Public Health im Zusammenhang mit der gesundheitlichen Situation und Versorgung von Geflüchteten und Asylsuchenden 5

    3.1 Definition von Public Health 5

    3.2 Erhebung von wissenschaftlichen Daten 6

    3.3 Aufgaben für Public Health 6

    3.4 Schaffung von Rahmenbedingungen für die Umsetzung von Public-Health-Maßnahmen 7

4 Verbesserung der psychosozialen Versorgung von Geflüchteten und Asylsuchenden als Herausforderung an Public Health 7

    4.1 Psychosoziale Situation von Geflüchteten und Asylsuchenden 7

    4.2 Lösungsansätze zur Verbesserung der psychosozialen Versorgung 8

5 Fazit und Ausblick 10

Literaturverzeichnis 11

Verzeichnis der Abbildungen

Abbildung 1: Anzahl der neu registrierten Geflüchteten in Deutschland von 2014 bis 2017

Abbildung 2: Gestuftes Versorgungsmodell

Abbildung 3: Kaskadenmodell

Verzeichnis der Abkürzungen

AsylbLG	Asylbewerberleistungsgesetz
BAMF	Bundesamt für Migration und Flüchtlinge
DGPPN	Deutsche Gesellschaft für Psychiatrie und Psychotherapie, Psychosomatik und Nervenheilkunde
RKI	Robert Koch-Institut

Einleitung

Seit dem Jahr 2015 haben mehr als 1,2 Millionen Menschen Asyl in der Bundesrepublik Deutschland beantragt. Daraus resultieren zahlreiche Herausforderungen auf politischer, gesellschaftlicher und struktureller Ebene.

Im Rahmen dieser Arbeit sollen Daten zur gesundheitlichen Situation von Geflüchteten und Asylsuchenden sowie Anforderungen und konkrete Maßnahmen von Public Health im Kontext von Flucht und Gesundheit dargestellt werden.

Für die bessere Lesbarkeit wird auf die gleichzeitige Verwendung männlicher und weiblicher Sprachformen verzichtet. Es sind dennoch stets Personen beiderlei Geschlechts gemeint.

1 Geflüchtete und Asylsuchende in Deutschland

Die Bundesrepublik Deutschland ist geprägt von Ein- und Auswanderung, zwischen 1950 und 2014 kamen 44 Millionen Menschen ins Land, 32 Millionen wanderten aus (Die Beauftragte der Bundesregierung für Migration, Flüchtlinge und Integration, 2016). Stets haben diese Bewegungen die Zeitgeschichte widergespiegelt (ebenda).

So ist auch der jüngste Zustrom von Geflüchteten und Asylsuchenden ein Ausdruck der weltpolitischen Lage. Militärische Konflikte, aber auch Armut und politische Verfolgung haben insbesondere in den Jahren 2015 und 2016 Menschen in Deutschland Asyl suchen lassen (Frank et al., 2017, S. 25).

Abbildung 1 veranschaulicht die insbesondere im Jahr 2015 stark angestiegene Zahl der in Deutschland ankommenden Geflüchteten, die mit über einer Million angegeben wird und somit ein Fünffaches im Vergleich zum Jahr 2014 darstellt.

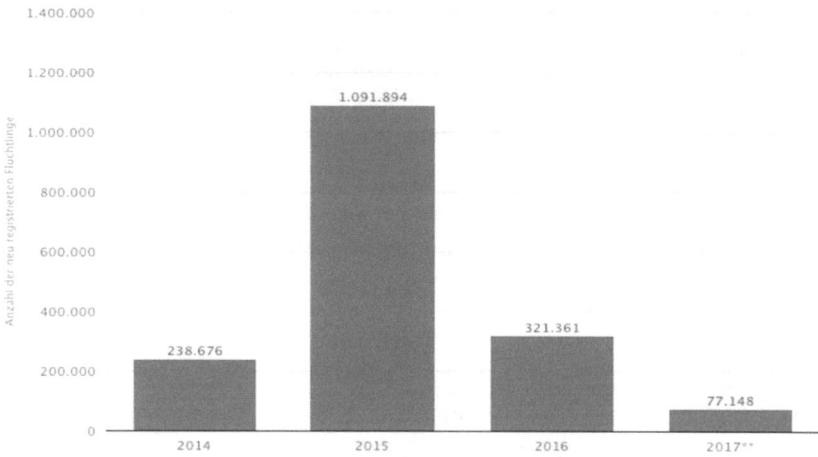

Abbildung 1: Anzahl der neu registrierten Geflüchteten in Deutschland von 2014 bis 2017 (entnommen: Statista, 2017)

Nach deutschem und internationalem Recht stehen Geflüchtete unter besonderem Schutz, sie „kommen aus allen sozialen Schichten, Kulturen und Religionen" (Die Beauftragte der Bundesregierung für Migration, Flüchtlinge und Integration, 2016).

Gemäß Artikel 16a Grundgesetz sowie §§ 3, 4 Asylgesetz wird Geflüchteten in der Bundesrepublik Deutschland Schutz gewährt, wenn sie sich wegen politischer, religiöser oder rassistischer Verfolgung und deren Eingriffe in die körperliche Unversehrtheit oder begründeter Furcht davor sowie vor bewaffneten Konflikten außerhalb ihres Herkunftslandes befinden. Im Jahr 2015 wurden 441.899 Asylerstanträge gestellt, im Jahr 2016 722.370 und von Januar bis April 2017 69.605 (Bundesamt für Migration und Flüchtlinge (BAMF), 2017b). Mehr als ein Drittel dieser Anträge entfielen auf Asylsuchende aus Syrien, Afghanistan und Irak (BAMF, 2017b).

Die Verteilung der in Deutschland ankommenden Geflüchteten und Asylsuchenden erfolgt nach dem Königsteiner Schlüssel, wonach ein Anteil von ungefähr 50 Prozent auf Nordrhein-Westfalen, Bayern und Baden-Württemberg entfällt und die anderen 50 Prozent den übrigen Bundesländern zugeteilt werden. (BAMF, 2017a).

2 Gesundheitliche Situation und Versorgung von Geflüchteten und Asylsuchenden in Deutschland

Geflüchtete und Asylsuchende sind im Vergleich zur Allgemeinbevölkerung aufgrund der erlittenen Erfahrungen von Krieg, politischer Verfolgung und Gewalt, der Bedingungen während der Flucht, einer teils unzureichenden präventiven und kurativen Versorgung in den Herkunftsländern sowie der Herausforderungen in Deutschland gesundheitlich besonders belastet (Frank et al., 2017, S. 25; Bühring, 2015). In dem Kapitel dieser Arbeit werden Daten zum Gesundheitszustand und zur gesundheitlichen Versorgung von Geflüchteten und Asylsuchenden dargelegt.

2.1 Datenlage zur gesundheitlichen Situation

Umfassende Daten über die gesundheitliche Situation von Geflüchteten und Asylsuchenden in Deutschland fehlen bislang größtenteils (Razum, Bunte, Gilsdorf, Ziese & Bozorgmehr, 2016). In den Erstaufnahmeeinrichtungen werden die gesundheitlichen Bedarfe sowie Erkrankungen bundesweit nicht einheitlich erfasst, die Durchführung der Aufnahmeuntersuchungen wird jeweils durch die oberste Landesgesundheitsbehörde geregelt (Bozorgmehr, Nöst, Thaiss & Razum, 2016). Bundesweiter Standard hingegen ist die Untersuchung auf Lungentuberkulose (Frank et al., 2017, S. 32). Nach dem Transfer aus den Erstaufnahmeeinrichtungen erfolgt kaum noch eine Erfassung von gesundheitlichen Problemen und Bedarfen (Bozorgmehr et al., 2016).

Bestandsaufnahmen aus eingeschränkter Datenlage liegen dennoch inzwischen vor (Frank et al., 2017, S. 32).

2.1.1 Übertragbare Erkrankungen

Als Infektionskrankheiten werden impfpräventable Erkrankungen wie Masern, Windpocken, Mumps, Keuchhusten, Influenza und Hepatits A genannt (Frank et al., 2017, S. 32 ff.). Aber auch das Auftreten von Tuberkulose, Gastrointestinalen Erkrankungen, Skabies, Diptherie, Hepatits B, Meningokokken- und Pneumokokken-Erkrankungen, Röteln und Kleiderlausbefall wird dokumentiert.

2.1.2 Nicht übertragbare Erkrankungen

Im Vordergrund der nicht übertragbaren Krankheiten stehen die psychischen Erkrankungen, Schätzungen zufolge sind etwa vierzig Prozent der Geflüchteten psychisch erkrankt, insbesondere an einer Traumafolgestörung (Bühring, 2015). Diese umfasst „die posttraumatische Belastungsstörung, Depressionen, Angststörungen, chronische Schmerzen und somatoforme Störungen" (Frank et al., 2017, S. 34).

Bühring (2015) untersuchte, dass Frauen auf der Flucht insbesondere aufgrund sexueller Gewalt stärker belastet sind als Männer und dass der psychische Gesundheitszustand unbegleiteter minderjähriger Flüchtlinge häufig noch schlechter ist. Sie haben während der Flucht oftmals Gewalt erlebt und sind zudem von Einsamkeit sowie Isolation betroffen und stehen nicht selten unter Druck, ihre Familie im Herkunftsland finanziell unterstützen zu müssen (ebenda).

Außerdem werden Atemwegserkrankungen, unspezifische Schmerzsymptome, Krankheiten des Verdauungssystems, aber auch orthopädische und dermatologische Erkrankungen bei Geflüchteten und Asylsuchenden aufgeführt sowie in starker Abhänigkeit zum Herkunftsland Krankheiten der Zähne (Mohammadzadeh, Jung & Lelgemann, 2016).

2.2 Gesetzlicher Anspruch auf gesundheitliche Versorgung

Nach § 2 Asylbewerberleistungsgesetz (AsylbLG) i.V.m. § 242 Abs. 2 Sozialgesetzbuch Fünftes Buch erhalten Asylsuchende nach 15 Monaten Aufenthalt in Deutschland Zugang zu allen Leistungen der gesetzlichen Krankenversicherung. Vorher ist die gesundheitliche Versorgung durch § 4 AsylbLG bis auf die in § 6 AsylbLG geregelten und gesondert zu beantragenden Ausnahmen auf die Akutbehandlung, Vorsorgeleistungen und Schwangerenbetreuung beschränkt.

3 Herausforderungen für Public Health im Zusammenhang mit der gesundheitlichen Situation und Versorgung von Geflüchteten und Asylsuchenden

Neben gesellschaftlichen und politischen Faktoren wurde und wird das öffentliche Gesundheitssystem der Bundesrepublik Deutschland durch die große Anzahl von Geflüchteten und Asylsuchenden vor neue Aufgaben gestellt, dabei insbesondere die von Einsparungen und Personalrückgang gekennzeichneten Public-Health-Strukturen (Nationale Akademie der Wissenschaften Leopoldina, 2015). Daraus ergeben sich verschiedene Herausforderungen für den Bereich von Public Health.

3.1 Definition von Public Health

Public Health wird als „die Wissenschaft und die Praxis der Verhinderung von Krankheiten, Verlängerung des Lebens und Förderung der Gesundheit durch organisierte Anstrengungen der Gesellschaft" definiert (Acheson, 1988, WHO, 2011, zit. n. Robert Koch-Institut (RKI), 2016). Bei Public Health geht es also darum, der Bevölkerung als Ganzes oder einer Bevölkerungsgruppe Verhältnisse zu schaffen, welche ihre Gesundheit ermöglichen (Habermann-Horstmeier, 2017, S. 16).

Nach Artikel 25 der Allgemeinen Erklärung der Menschenrechte der Vereinten Nationen von 1948 (Resolution 217 A (III) vom 10.12.1948) hat jeder Mensch das „Recht auf einen Lebensstandard, der seine und seiner Familie Gesundheit und Wohl gewährleistet". Artikel 1 Abs. 2 Grundgesetz erkennt die Menschenrechte uneingeschränkt an und wirkt somit auch verpflichtend für den Bereich von Public Health.

3.2 Erhebung von wissenschaftlichen Daten

Für evidenzbasierte Maßnahmen im Rahmen von Public Health und deren flexible Anpassung an sich ändernde Verhältnisse sind die umfassende Erhebung von Gesundheitsdaten, aber auch die Erfassung von sozialen Rahmenbedingungen und der Aufbau von bedarfsgerechten Forschungskapazitäten unerlässlich (Nationale Akademie der Wissenschaften Leopoldina, 2015). In diesem Zusammenhang ist im Sinne des Salutogenese-Modells von Antonovsky zu erforschen, welche Ressourcen Geflüchtete und Asylsuchende aufbringen, die dazu beitragen, sie gesund zu erhalten oder gesund werden zu lassen (Bengel, Strittmatter & Willmann, 2001, S. 24 ff.).

3.3 Aufgaben für Public Health

Anhand der vorliegenden und im Kapitel 2 aufgezeigten Daten zur Gesundheit sowie Versorgungslage von Geflüchteten und Asylsuchenden lassen sich bereits jetzt Aufgaben für Public Health ableiten.

Dazu gehören Maßnahmen zur Verbesserung gesundheitlicher Versorgungsstrukturen (Bozorgmehr et al., 2016). Es wird befürwortet, dabei das Hauptaugenmerk auf die Koordination der Versorgung, Entwicklung bundesweiter Standards, Verbesserung des Impfstatus sowie Anpassung der Erstaufnahmeuntersuchungen zu legen (ebenda).

Zur frühzeitigen Erkennung und Behandlung von Infektionskrankheiten (Beermann et al., 2015) sowie von akuten und chronischen Krankheiten (Nationale Akademie der Wissenschaften Leopoldina, 2015) und zur Diagnostik und Therapie psychischer Erkrankungen (Bühring, 2015) wird ein niedrigschwelliger Zugang zur Gesundheitsversorgung, welche über die Erstaufnahmeuntersuchung hinausgeht, diskutiert.

Die Sicherstellung einer adäquaten psychosozialen Versorgung in Anpassung an die verschiedenen Bedürfnisse und Bedarfe von Geflüchteten und Asylsuchenden stellt eine weitere Aufgabe für Public Health dar (Gilan, 2016).

3.4 Schaffung von Rahmenbedingungen für die Umsetzung von Public-Health-Maßnahmen

Geflüchtete und Asylsuchende brauchen eine Perspektive für ein Leben in Deutschland sowie entsprechende Lebensbedingungen, welche ihre Integration fördern (Die Beauftragte der Bundesregierung für Migration, Flüchtlinge und Integration, 2016).

Public Health hat zu berücksichtigen, dass Geflüchtete und Asylsuchende unterschiedlicher Herkunft sind, somit sprachliche und interkulturelle Kommunikationsbarrieren sowie verschiedene Auffassungen gegenüber einer eigenen Erkrankung und medizinischen Behandlung bestehen (Pluntke, 2016). Fortbildung für alle Personalkräfte im Bereich der Versorgung von Geflüchteten und Asylsuchenden könnte dazu beitragen, ein Verständnis für unterschiedliche Krankheits- und Rollenbilder sowie Ausdrucksweisen zu erreichen (Mohammadzadeh et al., 2016). Die Lösung von Sprachbarrieren ist für eine Einbindung in die gesundheitliche Versorgung unerlässlich (Bozorgmehr et al., 2016). Dafür wird die verstärkte Hinzuziehung von Dolmetschern, aber auch die Nutzung von technischen Sprachmittlungslösungen angeregt (ebenda).

Es wird die Auffassung vertreten, bei der Verteilung Geflüchteter und Asylsuchender auf die einzelnen Bundesländer deren unterschiedliche Erfordernisse an gesundheitlicher und sozialer Versorgung zu berücksichtigen (Frank et al., 2017, S. 31). In diesem Zusammenhang erscheint auch der Vorschlag diskutabel, in den Massenunterkünften Frauen und Kinder räumlich abgetrennte Bereiche zum Schutz vor Gewalt zu schaffen (Nationale Akademie der Wissenschaften Leopoldina, 2015).

4 Verbesserung der psychosozialen Versorgung von Geflüchteten und Asylsuchenden als Herausforderung an Public Health

Die Verbesserung der psychosozialen Versorgung stellt einen Aspekt der Aufgaben für Public Health dar. Bei der Entwicklung von entsprechenden Maßnahmen sind die Belange von Geflüchteten und Asylsuchenden mit posttraumatischer Belastungsstörung und anderen psychischen Erkrankungen ein Anliegen im Rahmen dieser Arbeit.

4.1 Psychosoziale Situation von Geflüchteten und Asylsuchenden

Nach Böttche, Heeke & Knaevelsrud (2016) sind Geflüchtete und Asylsuchende neben den traumatischen Erlebnissen im Herkunftsland und während der Flucht auch durch Postmigrationsstressoren wie aufenthaltsrechtliche Aspekte durch die Art und Dauer des Asylverfahrens, die Unterbringungssituation, den durch das AsylbLG eingeschränkten Zugang zum Gesundheitssystem sowie individuelle Faktoren wie Diskriminierung, Sprachbarrieren und den Verlust sozialer Kontakte belastet. Auch die unsichere Lebensperspektive in Deutschland kann psychische und körperliche Beeinträchtigungen mit sich bringen (Mohammadzadeh et al., 2016).

In diesem Zusammenhang ist die Aussage festzuhalten, dass es Geflüchteten und Asylsuchenden gelingen kann, diese Belastungen ohne psychiatrische Behandlung oder Psychotherapie zu bewältigen, wenn eine gute Tagesstruktur realisiert, Ressourcen genutzt und Coping-Strategien entwickelt werden, sie soziale Unterstützung erfahren und in Integrationsmaßnahmen eingebunden werden (Deutsche Gesellschaft für Psychiatrie und Psychotherapie, Psychosomatik und Nervenheilkunde (DGPPN), 2016).

4.2 Lösungsansätze zur Verbesserung der psychosozialen Versorgung

Zu diskutieren sind multimodale Konzepte, also eine Kombination aus psychotherapeutischer Behandlung und sozialarbeiterischer sowie rechtsberaterischer Betreuung sowie der Gewährleistung eines leichten Zugangs zur allgemeinen medizinischen Versorgung (Böttche et al, 2016). In einem fachübergreifenden Konzept sollen auch Angebote zur Integration wie Sprachkurse, Fort- und Ausbildungsangebote sowie der Einsatz von professionell und speziell geschulten Dolmetschern Berücksichtigung finden (ebenda).

Die Vernetzung unterschiedlicher Fachbereiche, welche im Bereich Public Health eine Rolle spielen, wurde und wird vor allem in psychosozialen Zentren für Flüchtlinge und Folteropfer geleistet und weiterentwickelt (ebenda). Deren Dachorganisation, die Bundesweite Arbeitsgemeinschaft Psychosozialer Zentren für Flüchtlinge und Folteropfer e.V. (BafF e.V.) zeichnet sich verantwortlich für die Initiierung verschiedener Projekte wie „Nachhaltige Verbesserung der Aufnahmebedingungen für besonders schutzbedürftige Flüchtlinge" und „Daten für Taten: Indikatoren für Inklusion" (BAfF e.V., 2017).

Die DGPPN (2016) fordert die Aufnahme von regelhaften Screenings auf psychische Erkrankungen bereits bei der Erstuntersuchung und eine sich bei Bedarf daran anschließende zeitnahe fachärztliche Behandlung. Es werden auch die Bereitstellung von Informationsmaterial über psychische Erkrankungen in den besonders häufigen Sprachen sowie eine Sensibilisierung aller in die Betreuung und Begleitung besonders belasteter Geflüchteter und Asylsuchender involvierten Kontaktpersonen als relevant vorgetragen (ebenda).

Einen weiteren Ansatz für die Optimierung der psychosozialen Versorgung bildet das in Abbildung 2 dargestellte gestufte Modell nach Schneider, Bajbouj & Heinz (2016), welches die unterschiedlichen Versorgungsbedarfe aufgreift. In Stufe 1 werden vulnerable Personen zunächst beobachtend begleitet. Stufe 2 beinhaltet ein niedrigschwelliges Angebot durch speziell geschulte Laienhelfer oder über internetbasierte Angebote, die Stufen 3 und 4 bieten in Abhängigkeit von der Art und Schwere der Erkrankungen dolmetscherbegleitete oder muttersprachliche Gruppen- oder Einzeltherapien durch hochqualifizierte ärztliche und psychologische Psychotherapeuten oder Psychiater (ebenda).

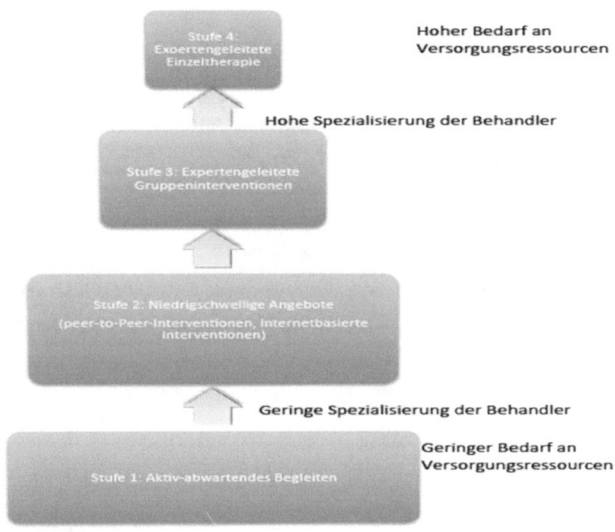

Abbildung 2: Gestuftes Versorgungsmodell (eigene Abbildung, entnommen: Schneider et al., 2017)

Zu veranschaulichen ist auch das ebenfalls auf eine gestufte, schnell zugängliche und bedarfsorientierte Versorgung orientierte Kaskadenmodell, welches unter fachlicher Begleitung von Psychotherapeuten Personen aus der Gemeinschaft der Geflüchteten als Gesundheitslotsen und Traumaberater einsetzt (Elbert, Wilker, Schauer & Neuner, 2016).

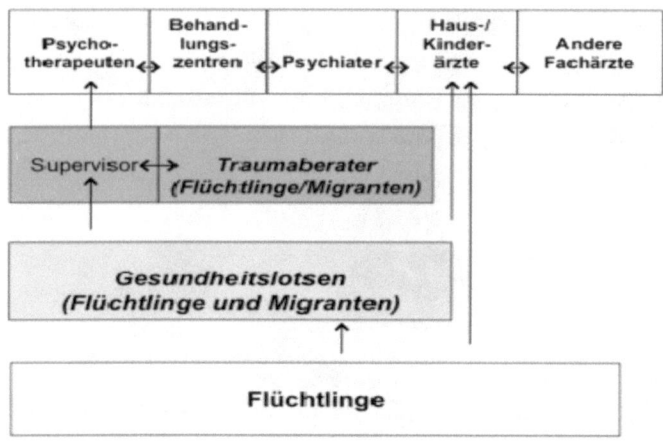

Abbildung 3: Kaskadenmodell (entnommen: Elbert et al., 2017)

Weiterhin ist festzuhalten, dass die Schaffung eines frühzeitigen Zugangs zu einer umfassenden, bedarfsorientierten psychosozialen Versorgung nicht nur den gesundheitlichen Zustand vulnerabler Geflüchteter positiv beeinflusst, sondern auch die steigenden Kosten einer Spätbehandlung vermeidet (Gilan, 2016).

Versorgungsstrukturen sollten so entwickelt werden, dass Geflüchtete und Asylsuchende weder benachteiligt, noch bevorzugt werden, um Akzeptanz der Allgemeinheit und somit Integration zu schaffen (Bajbouj et al., 2017).

Unter Bezug auf die Ausführungen in Kapitel 3.2 ist festzuhalten, dass eine wissenschaftliche Begleitung geschaffener Maßnahmen erforderlich ist.

5 Fazit und Ausblick

Die vorliegende Arbeit stellt einen Abriss der Herausforderungen hinsichtlich Public Health im Zusammenhang von Flucht und Gesundheit dar.

Ausgehend von den Daten zur gesundheitlichen Situation von Geflüchteten und Asylsuchenden und den sich daraus ergebenden Aufgaben sind konkrete Maßnahmen zur Verbesserung der psychosozialen Versorgung entwickelt worden.

Aspekte zur rechtlichen und finanziellen Ausgestaltung sind gänzlich unberücksichtigt geblieben und wären in weiteren wissenschaftlichen Arbeiten in den jeweiligen Fachbereichen zu diskutieren.

Literaturverzeichnis

BAMF. (2017a). *Erstverteilung von Asylsuchenden. Königsteiner Schlüssel. Verteilungsquoten, Stand 01.01.2017.* Abgerufen von http://www.bamf.de/DE/Fluechtlingsschutz/AblaufAsylv/Erstverteilung/erstverteilung-node.html

BAMF. (2017b). *Aktuelle Zahlen zu Asyl. Ausgabe: April 2017. Tabellen. Diagramme. Erläuterungen.* Abgerufen von http://www.bamf.de/SharedDocs/Anlagen/DE/Downloads/Infothek/Statistik/Asyl/aktuelle-zahlen-zu-asyl-april-2017.pdf?__blob=publicationFile

Bajbouj, M., Abdullah, S., Ahmad, S., Schidem, S., Zellmann, H., Schneider, F. & Heuser, I. (2017). Psychosoziale Versorgung von Flüchtlingen in Deutschland. Erkenntnisse aus der Not- und Entwicklungshilfe. *Der Nervenarzt.* http://dx.doi.org/10.1007/s00115-017-0326-y

Beermann, S., Rexroth, U., Kirchner, M., Kühne, A., Vygen, S. & Gilsdorf, A. (2015). Asylsuchende und Gesundheit in Deutschland. Überblick über epidemiologisch relevante Infektionskrankheiten. *Deutsches Ärzteblatt. 112*(42), A 1717-A 1720. Abgerufen von https://www.aerzteblatt.de/pdf.asp?id=172565

Bengel, J., Strittmatter, R., Willmann, H. (2001). Was erhält Menschen gesund? Antonovskys Modell der Salutogenese – Diskussionsstand und Stellenwert. *BZgA Forschung und Praxis der Gesundheitsförderung. Band 6.* Köln: BZgA. Abgerufen von http://www.bzga.de/botmed_60606000.html

Böttche, M., Heeke, C., Knaevelsrud, C. (2016). Sequenzielle Traumatisierungen, Traumafolgestörungen und psychotherapeutische Behandlungsansätze bei kriegstraumatisierten erwachsenen Flüchtlingen in Deutschland. *Bundesgesundheitsblatt – Gesundheitsforschung – Gesundheitsschutz. 59*(5), 621-626. http://dx.doi.org/10.1007/s00103-016-2337-4

Bozorgmehr, K., Nöst, S., Thaiss, H. M., Razum, O. (2016). Die gesundheitliche Versorgungssituation von Asylsuchenden. Bundesweite Bestandsaufnahme über die Gesundheitsämter. *Bundesgesundheitsblatt. 59*(5), 545-555. http://dx.doi.org/10.1007/s00103-016-2329-4

Bühring, P. (2015). Traumatisierte Flüchtlinge. Krieg, Verlust und Gewalt. *Deutsches Ärzteblatt 112*(40), A 1603-A 1604. Abgerufen von https://www.aerzteblatt.de/pdf/112/40/a1603.pdf

BAfF e.V. (2017). *Abgeschlossene Projekte und Kampagnen.* Abgerufen von http://www.baff-zentren.org/ueber-die-baff/aktivitaeten-und-projekte/

DGPPN. (2016). *Positionspapier: Psychosoziale Versorgung von Flüchtlingen verbessern.* Abgerufen von https://www.dgppn.de/_Resources/Persistent/c03a6dbf7dcdb0a77dbdf4ed3e50981431abe372/2016_03_22_DGPPN-Positionspapier_psychosoziale%20Versorgung%20Flüchtlinge.pdf

Die Beauftragte der Bundesregierung für Migration, Flüchtlinge und Integration. (2016). *Einwanderungsland Deutschland. Die Fakten im Überblick.* Abgerufen von https://www.bundesregierung.de/Content/Infomaterial/BPA/IB/Einwanderungsland%20Deutschland.pdf?__blob=publicationFile&v=4

Elbert, T., Wilker, S., Schauer, M., Neuner, F. (2016). Dissemination psychotherapeutischer Module für traumatisierte Geflüchtete. Erkenntnisse aus der Traumaarbeit in Krisen- und Kriegsregionen. *Der Nervenarzt. 88*(1), 26-33. http://dx.doi.org/10.1007/s00115-016-0245-3

Frank, L., Yesil-Jürgens, R., Razum, O., Bozorgmehr, K., Schenk, L., Gilsdorf, A., ... Lampert, T. (2017). Gesundheit und gesundheitliche Versorgung von Asylsuchenden und Flüchtlingen in Deutschland. *Journal of Health Monitoring. 2*(1), 24-47. Berlin: RKI. http://dx.doi.org/10.17886/RKI-GBE-2017-005

Gilan, D. A. (2016). Erkrankungsrisiko von Flüchtlingen für psychotische Störungen. Geflüchtete weisen ein erhöhtes Risiko für Psychosen auf. *InFo Neurologie & Psychiatrie. 18*(7), 21-22. http://dx.doi.org/10.1007/s15005-016-1842-1

Habermann-Horstmeier, L. (2017). *Public Health.* Bern: Hogrefe Verlag.

Mohammadzadeh, Z., Jung, F., Leglemann, M. (2016). Gesundheit für Flüchtlinge – das Bremer Modell. *Bundesgesundheitsblatt – Gesundheitsforschung – Gesundheitsschutz. 59*(5), 561-569. http://dx.doi.org/10.1007/s00103-016-2331-x

Nationale Akademie der Wissenschaften Leopoldina. (2015). *Zur Gesundheitsversorgung von Asylsuchenden.* Abgerufen von http://www.leopoldina.org/uploads/tx_leopublication/2015_Gesundheit_Asylsuchende_01.pdf

Pluntke, S. (2016). Kulturgebundene Aspekte der Notfallversorgung. Welche soziokulturellen Hintergründe sind bei der Versorgung fremdländischer Patienten zu beachten? *Notfall + Rettungsmedizin. 19*(5), 355-363. http://dx.doi.org/10.1007/s10049-016-0145-x

Razum, O., Bunte, A., Gilsdorf, A., Ziese, T., Bozorgmehr, K. (2016). Gesundheitsversorgung von Geflüchteten: Zu gesicherten Daten kommen. *Deutsches Ärzteblatt, 113*(4). A 130-A 133. Abgerufen von https://www.aerzteblatt.de/pdf/113/4/a130.pdf?ts=26%2E01%2E2016+09%3A53%3A02

RKI. (2016). *Das RKI als nationales Public-Health-Institut. Übersichtsartikel aus dem Jubiläumsbuch 125 Jahre Robert Koch-Institut.* Abgerufen von http://www.rki.de/DE/Content/Institut/Public_Health/Beitrag_Jubilaeumsbuch.html

Schneider, F., Bajbouj, M. & Heinz, A. (2016). Psychische Versorgung von Flüchtlingen in Deutschland. Modell für ein gestuftes Vorgehen. *Der Nervenarzt. 88*(1), 10-17. http://dx.doi.org/10.1007/s00115-016-0243-5

Statista. (2017). *bpb und BMI. Anzahl der neu registrierten Flüchtlinge in Deutschland von 2014 bis 2017.* Abgerufen von https://de.statista.com/statistik/daten/studie/663735/umfrage/jaehrlich-neu-registrierte-fluechtlinge-in-deutschland/

Vereinte Nationen. (1948). *Die Allgemeine Erklärung der Menschenrechte. Resolution 217 A (III) vom 10.12.1948.* Abgerufen von https://www.amnesty.de/alle-30-artikel-der-allgemeinen-erklaerung-der-menschenrechte

BEI GRIN MACHT SICH IHR WISSEN BEZAHLT

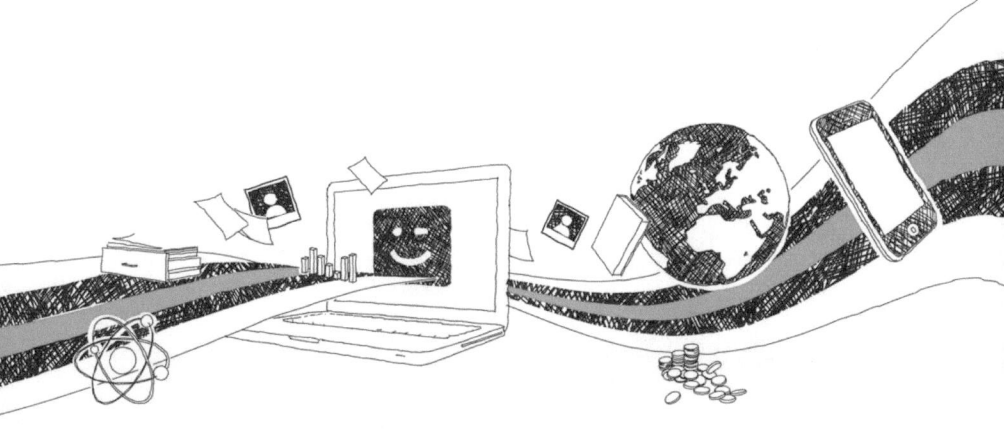

- Wir veröffentlichen Ihre Hausarbeit, Bachelor- und Masterarbeit

- Ihr eigenes eBook und Buch - weltweit in allen wichtigen Shops

- Verdienen Sie an jedem Verkauf

Jetzt bei www.GRIN.com hochladen und kostenlos publizieren

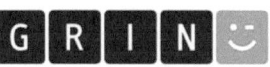